AF582286

Docteur ROUX

St - SATURNIN - D'AVIGNON (Vaucluse)

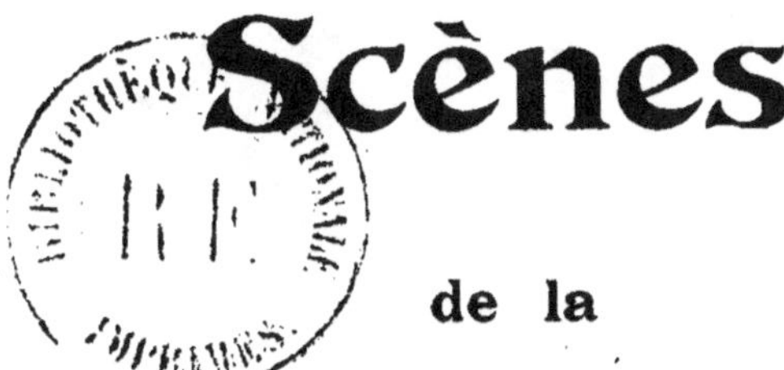

Scènes de la Vie Médicale

en France et en Algérie

Vendu au Profit de la " PRÉVOYANCE MÉDICALE "

Prix : 2 Francs

AVIGNON

Imprimerie P. TREMBLET, Place Corps-Saints, 26

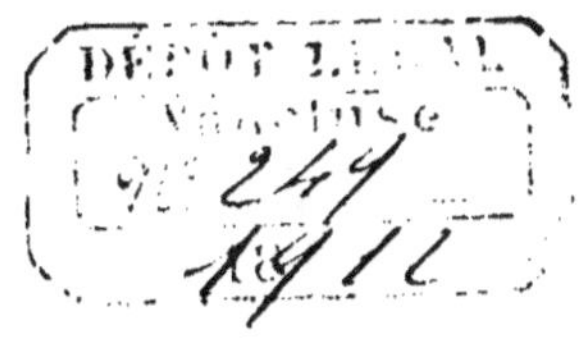

UN MOT

Arrivé au soir de la vie et au terme de ma carrière médicale, à cet âge crépusculaire où l'on vit autant dans le passé que dans le présent, je recueille les souvenirs de ma vie médicale si mouvementée, à travers plusieurs continents et les offre à mes confrères sous la forme de cette plaquette : c'est ma carte de P. P. C.

Je n'ai pas la prétention de les instruire « Non licet omnibus .... » *Si je parvenais à les intéresser ou les distraire (notre profession est si triste) je n'aurais pas perdu mon temps. Si je n'obtiens pas cet heureux résultat, il me restera la petite vanité de me voir imprimé (croyez-vous que ce ne soit rien ?) et la satisfaction de contribuer à une bonne œuvre, puisque je vends mon opuscule au profit de la Prévoyance médicale cette « Alma mater » donnant à ses enfants, dans leurs vieux jours, une modeste retraite qui assure la « matérielle » et console un peu de vieillir* « Experto crede... ».

Sans doute il est bien prétentieux ce vague morticole d'une petite bourgade d'oser étaler ainsi sur le papier ses idées et ses sentiments, à l'instar d'une notoriété médicale. Quel est le médecin qui n'a pas fait, après une longue pratique, quelque observation intéressante digne d'être rapportée ? Telle est son excuse. Puis, que voulez-vous, votre confrère est un vieux et comme « l'Immortel » il aime à dire : « J'ai vu ça, moi ». De plus c'est un indépendant, un — Paysan du Danube — et il ne peut résister au plaisir de dire ce qu'il pense et d'adresser ses adieux peu sympathiques à certaines catégorie de clients dont la bêtise est encore ce qui donne la meilleure idée de l'Infini et dont la méchanceté est en raison directe de la bêtise.

Pardonnez-lui pour cette fois il ne recommencera pas.

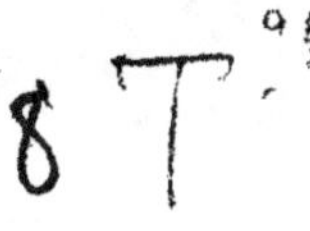

SOMMAIRE

Homicide Volontaire

Réduit à l'état de squelette, le faciès hippocratique, véritable loque humaine perdue dans un grand lit ancestral, mon ami et confrère Bernard exhalait péniblement de tristes plaintes :

— Comment veux-tu que je croie à la Providence et à sa justice immanente, grand mot que les faits démentent à tout instant ?

Tu connais ma vie, faite de travail et de probité, et me voilà à 41 ans atteint d'un cancer au bras ; on me désarticule l'épaule et le cancer impitoyable gagne le thorax. C'est la faillite de la Providence et de la médecine. Comment a-t-elle récompensé le dévouement de son pretre, cette divinité menteuse à laquelle j'ai consacré les plus belles années de mon existence dans un labeur ardu et repoussant ? Qu'ont fait ses deux pontifes que tu m'as amenés ? Ils m'ont appris que mon affection ne s'appelait plus un cancer, mais un néoplasme. Le bon billet ! C'est tout ce qu'elle a su faire pour le rhume de cerveau qu'elle a appelé doctoralement Coryza. Me voici maintenant triste épave battue par la lame, disloquée, démembrée lentement sans espoir. Oui, sans espoir en cette vie et en une vie future de bonheur, ou au moins de justice, depuis que le souffle des temps nouveaux a éteint les étoiles du ciel. Ainsi que Musset, je regrette la foi ignorante de mes primes années ;

> O Christ, je ne crois plus en ta parole sainte !
> Je suis venu trop tard dans un monde trop vieux.
> D'un siècle sans espoir naît un siècle sans crainte
> Les comètes du nôtre ont dépeuplé les cieux.

Tu me diras comme toujours, qu'il n'y a de beau que la vérité, c'est à la fois ce qu'il y a de plus sublime, de plus simple, de plus naturel, mais, lorsqu'on agonise, on a besoin d'un point d'appui, tout illusoire soit-il. L'homme est attiré par le mystère, il a un tel besoin d'espérance qu'il sera l'éternelle dupe des vendeurs d'illusion. Ce n'est pas que la Camarde me fasse peur, nous sommes de vieilles connaissances, mais j'aurais voulu me mesurer avec elle, la tenir sous mes pieds, succomber debout la regardant en face, assez fort pour la narguer, enfin mourir en beauté, tel un gladiateur.

Profitant d'un dernier reste de vigueur, j'ai voulu la prévenir, la braver, en me jetant dans le gouffre de la Nesque.

Durant mes nuits d'insomnie, lorsque j'entends gronder le torrent il me semble qu'il me convie et je voudrais bien me rendre à son appel, mais je n'ai pu tromper la surveillance de ma garde bien plus vigilante que celle qui veillait aux barrières du Louvre. M'anéantir dans cette sombre profondeur, sans de sottes funérailles où la vanité des vivants exploite le silence des morts, qu'elle belle sépulture ! Et maintenant la souffrance a fait de moi un mannequin pour épouvanter les oiseaux, une chiffe, un papier brûlé qui tient debout jusqu'à ce qu'un léger souffle d'air l'anéantisse. M'empêcher de mourir d'un coup, me condamner à me dissoudre lentement dans les affres de la plus cruelle souffrance, voilà ce qu'on appelle de l'humanité.

Quelle tartuferie est notre mentalité sociale ! Mais c'est un raffinement de cruauté tout à fait chinois. Toi, mon ami d'enfance au cœur généreux tu souffres de ma douleur, je le sens ; tu sais que je suis un être inutile à la société et même nuisible, puisque mon affection est contagieuse, et que tu me rendrais un véritable service en me libérant d'une vie odieuse, mais tu es enchaîné par un sot préjugé. Et il me faut attendre la mort qui pour les Brahmanes est la récompense en soi et le seul bienfait de la vie.

On t'a dit que le médecin n'a pas le droit légal, ni même moral, de supprimer une existence inutile, nuisible, onéreuse, qu'il doit même protéger contre le suicide. Ne trouveras-tu pas dans ton affection le courage de surmonter ce préjugé ridicule ? Tiens, dans cette armoire est un flacon de digitaline. J'ai essayé plusieurs fois d'aller le prendre, mais mes forces m'ont trahi ; donne le moi pour couper le faible fil qui me retient à la vie. Tout le monde ignorera ton geste, car je ne succomberai que dans deux ou trois jours. J'ai connu une jeune fille qui se suicida de cette manière et s'éteignit lentement sans souffrance.

— Ces paroles m'avaient profondément ému ; je me voyais dans la glace de l'armoire aussi pâle que mon malheureux ami, la sueur perlait sur mon front, une angoisse douloureuse m'écrasait la poitrine, un violent combat se livrait entre le devoir, ou du moins ce que je croyais tel, et l'amitié, c'était la lutte de la mentalité ancestrale contre la raison moderne.

Soudain, comme mû par un ressort, comme hypnotisé, je me précipite vers l'armoire, j'avais alors la sensation très nette d'agir presque malgré moi et comme dans un songe, je saisis le flacon libérateur et le lui donne. Mon pauvre ami l'avala d'un trait avec frénésie :

« — L'éponge imbibée de fiel du Golgotha ; c'est la fin de mon supplice. Merci, merci ! C'est une grande preuve d'amitié. Avant que je m'enfonce dans les ténèbres du tombeau donne-moi le baiser d'adieu qui me réconciliera avec cette terre, odieuse marâtre pour moi ; je ne veux pas conserver sur le cœur l'amertume que j'ai dans la bouche. »

Deux jours après, j'étais un meurtrier devant la loi, mais un honnête homme devant ma conscience.

L'Art de dénouer les Aiguillettes

Les hasards de la profession médicale m'avaient amené, moi Normand de vieille souche, à planter ma tente en pleine Provence, dans le délicieux village de Tressan. Ces mœurs et ce langage si différents me donnaient souvent l'illusion d'habiter l'Italie, où j'avais voyagé quelques années auparavant. Invité au mariage du fils de ma propriétaire, je n'eus garde de dédaigner un spectacle tout à fait nouveau pour moi.

Le jeune Marius était un superbe garçon de vingt ans, ce qu'on appelle un beau gas chez nous, mais ici autrement, car j'entendis une femme dire à sa voisine en montrant le marié : « Il faudrait un « mascle » comme celui-ci à ta fille pour la guérir de ses pâles cou-

« leurs. — Il me le faudrait bien plutôt à moi, répondit-elle, pour « me guérir de l'âge critique. » Je compris qu'ici plus qu'ailleurs encore, un beau garçon était vivement apprécié. Pour moi, médecin, ce n'était qu'un superbe type de Neuro-arthritique, et il devait bientôt justifier mon diagnostic. Tous les invités employèrent consciencieusement leur temps à manger, boire, sauter ou bavarder. Vers minuit, une jeune gamine envoyée en éclaireur ayant découvert le gîte des « novis » toute la noce défila dans leur chambre, en portant, en grande pompe, la soupe au fromage traditionnelle.

Une de mes voisines, qui avait l'air très expérimentée : — Ne trouvez-vous pas, docteur, que le mari a l'air « tout chose », et que la chambre nuptiale n'a pas l'odeur habituelle. — Je ne trouvais pas, en effet, au mari cet air conquérant auquel le coq nous a habitués en pareille circonstance. Au matin, ma bonne, en arrivant, m'annonça la grande nouvelle qui agitait tout le village. « Marius avait les aiguillettes nouées et n'avait pu accomplir l'acte conjugal. C'était certainement la Louise Ribaud qui passait pour sorcière qui les lui avait nouées pour se venger de ce qu'il n'avait n'avait pas voulu sa fille. Et il n'y avait que celle qui les avait nouées qui pouvait les dénouer, mais jamais elle n'y consentirait ; elle devait être trop heureuse de savourer sa vengeance. »

Heureusement, la veuve Mélie, trois fois veuve, jouissait de la réputation de conjurer le mauvais sort et dénouer les aiguillettes. Elle demanda à voir le corps du délit qu'elle trouva bien conformé, lui rappelant celui de son premier défunt ; elle eut même un moment d'attendrissement, une vision, une bouffée du printemps de sa vie ; mais se ressaisissant, elle brûla quelques parfums sous l'autel de St-Priape, fit quelques signes cabalistiques et déclara les aiguillettes dénouées. La noce reprit de plus belle, car la journée précédente ne comptait pas, et à minuit la traditionnelle soupe au fromage fut servie à un mari morne et désespéré : la vieille n'avait pas dit vrai.

Le lendemain mon intervention fut déclarée nécessaire. Le cas n'était pas banal, je n'avais jamais appris à dénouer les aiguillettes. — Comme on a raison de vouloir réformer les études médicales ! — Il fallait réussir où avait échoué la vieille Mélie, mon honneur et celui de la corporation étaient en jeu. Comme elle. mais avec moins d'émotion, je palpai les organes glorieux (qualifiés à tort de honteux) et reconnus leur parfaite constitution. D'après les confidences du « novi » je compris qu'en sa qualité de Neuro-arthritique il était très passionné, mais très nerveux, très impressionnable et que la fougue de sa passion le frappait d'impuissance.

Je me gardai bien de lui donner une explication à laquelle il n'aurait rien compris. Je lui déclarai que les aiguillettes étaient si bien nouées que la fée électrique seule pouvait les dénouer. Je pratiquai plusieurs séances d'électrisation sur l'organe coupable et lui conseillai d'aller passer la nuit dans un autre village et de ne pas avoir de rapport conjugal avant le lever du soleil, afin de donner à l'électricité le temps d'agir.

Le lendemain, une jardinière entre dans le village au galop de son cheval et s'arrête devant ma porte : un homme saute de la voiture, me soulève dans ses bras, en criant : « C'est un sorcier ». C'était Marius qui, cette fois, avait cet air conquérant auquel Chanteclair nous a habitués. Toute la noce était réunie et il me présentait à chacun en me tenant dans ses bras comme une poupée et en criant : « Ce n'est pas un médecin, c'est un sorcier ». C'était bien à leurs yeux le plus beau titre qu'il pouvait me donner.

Je profitai durant de longues années de la vogue que je venais d'acquérir. Mais devenu vieux, puisque les polissons criaient sur mon passage : Oh ! la Barbe ! (La fortune ne les aime pas). Survint un concurrent portant beau et roulant en automobile : la clientèle m'abandonna (juste retour des choses d'ici bas, mais je pouvais jouir de « l'otium cum dignitate » (digne oisiveté) dans « l'aurea mediocritas » (heureuse aisance) et mon rival est devenu mon meilleur ami. Il est vrai qu'il est tout à fait gentil pour moi. Parfois il a l'air de faire appel à ma vieille expérience et me demande de lui écrire les souvenirs de ma vie médicale qui paraissent l'intéresser. C'est ce que je fais aujourd'hui pour lui être agréable et occuper les loisirs qu'il m'a faits. Les vieux sont comme les enfants : il en faut peu pour les rendre heureux.

Sicard la Guigne

Le Congrès pour la défense des Intérêts professionnels battait son plein, j'applaudissais chaleureusement l'orateur qui descendait de la tribune quand je reconnus en lui un ancien camarade de collège et d'école l'ami Sicard perdu de vue depuis longues années. — Qu'es-tu devenu mon vieux depuis que je ne t'ai plus vu ? – Allons prendre le bock de l'amitié et nous causerons. — Comme tu as vieilli mon ami, tu n'es plus le beau Sicard d'antan. — Je faisais la même réflexion à ton sujet, mais peut-être ai-je plus vieilli que toi parce que plus malheureux. Tu te rappelles qu'au collège quand on faisait du chahut toujours j'écoppais et vous me surnommiez : Sicard la Guigne Hé bien cette déveine m'a toujours poursuivi malgré le pronostic de mon oncle le notaire qui me disait lorsque je revenais chargé de prix : « Tu Marcellus eris » Me croyant plus malin que les autres et encouragé par ce cher oncle qui devait me laisser son héritage, (il le léguera à sa cuisinière), je m'établis à la ville, bien que sans fortune. Ce fut alors la chasse effrénée au client, descendant dans les caves, grimpant aux greniers, médecin de toutes les Societés de Secours mutuels...... Je faisais bien pour dix mille fr. de visites et j'en palpais mille.....Il est huit heures du soir, je me prélasse dans un fauteuil, lisant l'Abeille médicale, après une journée bien remplie quand le pharmacien du coin se précipite dans mon appartement en me tendant une ordonnance et je lis : Iodure de potassium 0,10, Arséniate de potasse 4 gr. Eau distillée 250 g. Signée Dr Sicard.

— Vous n'avez pas exécuté cette ordonnance, je pense ?

— J'étais absent de ma pharmacie et mon imbécile d'élève l'a exécutée textuellement. Il s'agit de vite retirer ce médicament qui ne doit être pris que demain matin. – Je ne connaissais pas le malade a qui je l'avais prescrit dans mon cabinet, mais je retrouve la personne qui l'accompagnait et j'apprends que ma cliente d'occasion est retournée dans son village à 50 kilom. Je vais à la gare, plus de train. Je prends une voiture et après de nombreuses péripéties j'arrive dans le village en question, mais voilà que ce nom est très repandu, il me faut visiter tous les homonymes ; j'apprends enfin que ma cliente habite une ferme isolée, quand j'y arrive elle venait de prendre le fatal remède. Heureusement j'avais ma trousse d'urgence, je lui administre de l'émétique et la sauve.

Cet évènement m'avait démoralisé, je ne pouvais plus faire une ordonnance, craignant toujours quelque erreur ou quelque cas d'Idiosyncrasie. Je me suis fait Homéopathe, au moins je ne serai jamais traduit devant les tribunaux pour homicide par imprudence. J'ai eu de la peine à changer de peau, ma conscience me reprochait de laisser mourir mes malades, mais je me suis vite aperçu que mes clients mouraient ou guérissaient comme auparavant. Et je vivote tant bien que mal, plutôt mal que bien, administrant mes globules sans crainte. Peut-être la guigne est-elle fatiguée de me poursuivre ?

Deux ans plus tard, je lisais dans le *Courrier Méridional* : « On nous télégraphie de Villelong — Un événement imprévu et bien dramatique vient de plonger une honorable famille dans la désolation. Le docteur Sicard, médecin homéopathe, si estimé pour sa bonté et si apprécié pour son savoir, délivrait, dans son cabinet, un médicament homéopathique à une nouvelle cliente. Celle-ci lui ayant demandé si ce remède ne risquait pas de l'empoisonner, qu'on lui avait dit que les médicaments des homéopathes étaient dangereux, le Docteur Sicard lui répondit — C'est si peu dangereux que je vais en avaler devant vous cent fois plus que vous en prendrez — et il joignit le geste aux paroles. Une heure après il se sentit gravement indisposé. Un soupçon traverse son esprit, il se précipite dans son cabinet et s'aperçoit avec terreur qu'il a absorbé de l'acide arsénieux pur, croyant prendre une dose infinitissimale de ce poisson mélangé à du sucre de lait

Plusieurs médecins appelés immédiatement firent l'impossible pour sauver une existence si précieuse. Tout fut inutile, deux heures après le destin dans tout ce qu'il a de brutal et d'aveugle, emportait sa victime dans d'atroces souffrances. Nous adressons à sa famille nos condoléances émues ».

« Mektoub » c'était écrit, dirait l'Arabe. « Ananké fatalité, disaient les Grecs. Oui, mais fatalité de cause endogène, et non exogène, fatalité morbide dépendant d'une tare physiologique qui perd tout son caractère mystérieux aux yeux du médecin. Sicard était un nerveux, un émotif, un aboulique. S'il rencontrait une pelure d'oignon. il se troublait, essayait de passer à droite, puis à gauche, finalement y passait dessus et tombait. S'il avait été marin il se serait noyé, mécanicien, se serait brûlé, médecin, il devait s'empoisonner. Notre destinée est en nous, le hasard et la fatalité ne sont que des mots.

— L'homme s'agite, son hérédité le conduit.

Gendarme et Médecin

— Réquisitoire de M. le Procureur à M. le Médecin de Colonisation: Demain il faut chevaucher par monts et par vaulx, vers Taourirt, escorté de deux gendarmes, me dit l'un d'eux. « Je profiterai de l'occasion, M. le Major, si c'était un effet de votre bonté, pour vous prier de me faire un bon pour des Lunettes de Conservatoire. — Je m'empresse de déférer à son désir et j'écris : Lunettes de Conserve. Mais le bon Pandore qui a lu par dessus mon épaule — Comme ça, vous avez bien compris, M. le Major, que je désire des Lunettes de Conservatoire ? Certainement, mon ami, vous n'avez qu'à présenter ce bon à l'hôpital militaire, on vous donnera ce que vous demandez.... Il s'en va soucieux, se demandant lequel des deux se trompe. Il soumet le cas au Brigadier qui consulte son dictionnaire, mais ne parvient pas à résoudre la question. Tous deux bien perplexes ont recours aux lumières de leur voisine, Receveuse des Postes qui me donne raison.

A l'heure convenue on m'amène une mule réquisitionnée. Impossible de l'aborder, elle rue des quatre pattes. Il paraît qu'elle a pris part à l'insurrection et qu'elle a la terreur du Roumi. Son propriétaire m'affuble de son sale burnous et, sans pudeur, lui couvre la tête avec son unique gandourah. Rien n'y fait. La ruse échouant, recours à la force. Une dizaine d'indigènes l'entourent et la tiennent par toutes les extrémités ; en grimpant sur eux, je parviens à prendre d'assaut la bête rétive. Nous traversons une splendide forêt, repaire de panthères. Pour me conformer aux traditions je devrais, en quelques vigoureux coups de pinceau, brosser un superbe tableau contenant toutes les couleurs de ma palette : arbres violets, superbes titans escaladant les cimes argentées des montagnes bleues pour aller à la conquête d'un ciel d'or, sans oublier les vertes frondaisons, le gazouillis des oiseaux aux couleurs variées et la voix mystérieuse des noires solitudes. Mais mon inspiration artistique est soudain refroidie par la rencontre d'un indigène qui nous recommande de nous méfier. Il vient de rencontrer une superbe panthère tenant heureusement un lapin dans sa gueule — Par Allah ! sans un arbre providentiel mon cheval effrayé par la vue et l'odorat du fauve me précipitait dans le ravin à pic profond d'une centaine de mètres. — Un de mes compagnons, pas plus rassuré que moi, veut se donner du courage en me blaguant.

— Méfiez-vous, docteur, je reconnais à certains signes que votre mule a des idées de suicide.

Nous arrivons au Bordj sans encombre. Je prends ma trousse pour faire au besoin l'autopsie du blessé (à toute extrémité, d'après le rapport du Cheik). Nous le trouvons, labourant paisiblement son champ. Le gendarme, furieux d'une corvée si inutile, lui allonge un coup de pied au bon endroit ; l'éperon s'accroche dans le burnous et l'indigène, épouvanté, prend la fuite, dévale la pente, entrainant le représentant de la loi. Le drame finit en comédie. Notre hôte nous conduit dans la salle à manger, sale gourbi occupé déja par un bourricot. Après le café, pris à titre d'apéritif, il nous sert deux superbes perdreaux. Un des pandores fait risette à ce rôti imprévu, mais l'autre, *lunettes de Conservatoire*, ronchonne, refuse de manger du gibier en temps prohibé, se contente stoïquement des maigres sardines qu'il sort de ses fontes. On nous vante toujours les Romains, leur dévouement à la patrie ; croyez-vous que le dévouement à la loi de ce modeste fonctionnaire, ne mérite pas de passer à la postérité ? J'aurais bien voulu, d'un large geste napoléonien, détacher ma croix et l'épingler sur cette digne poitrine, mais le gouvernement, oublieux de mes mérites, a oublié de me décorer. En renouvelant les mêmes acrobaties qu'au départ, je parviens à me hisser à nouveau sur ma mule. Survient un Kabyle, la tête entourée de bandes, geignant à fendre le Bordg. Il me montre une bouche largement ouverte, qui ne peut se refermer : luxation du maxillaire. Ne voulant pas abandonner une situation élevée si durement conquise, je lui demande la grosse somme de 5 francs pour déluxer son maxillaire. Il m'offre 1 franc. Il me suit à pied et arrive à mon logis, 30 kilom., aussitôt que moi. Le lendemain, il m'offre 1 fr. 50, le surlendemain 2 francs. Touché de tant de persévérance et ayant suffisamment étudié l'âme kabyle, je libère son maxillaire. Pour me payer, il sort une bourse remplie de douros. Quelque temps auparavant, j'avais suturé le cou d'une vieille femme qui se l'était laissé couper à moitié avant de révéler la cachette de son argent. Ses enfants, au lieu de la consoler, la blâmaient vivement de s'être laissée dépouiller de sa fortune. 300 francs, sans opposer plus de resistance. Si ces rudes montagnards conservaient cette avarice sordide, ils finiraient par acheter toutes les terres et nous évincer méthodiquement de leur beau pays. Espérons que notre glorieuse civilisation leur apportera quelques-uns de ces jolis vices suffisants pour atténuer des vertus ou défauts si dangereux pour notre domination.

Ma Première Cure

Paresseusement étalée sur les coteaux fleuris de Mustapha, la villa Minard dominait la blanche Alger et la mer d'azur. Vue de loin, lorsque le soleil couchant incendiait ses vitrages, on l'eût prise pour un phare. Son heureux proprietaire, arrivé vingt ans auparavant, simple maçon, avait eu l'intelligence de comprendre que les constructions froides et sévères de la France ne convenaient pas à la voluptueuse Algérie. Remplaçant les fenêtres par de grands arceaux, il avait établi autour de tous les étages des balcons vitrés avec de gracieux *miradors* aux angles. C'était la gaie lumière à profusion et la vie au plein air pour les locataires ; ce fut la fortune pour lui. Il en jouissait paisiblement et modestement avec sa fille Madeleine, âgée de vingt-et-un ans. Nos villas étant contiguës, une grande intimité régnait entre nos deux familles. Séduit par la beauté et les qualités de ma voisine et aussi, faut-il l'avouer, par sa fortune bien supérieure à la mienne, j'aspirais à sa main, bien que simple morticole sans clientèle. Elle ne rejeta pas ma demande, mais me déclara qu'elle ne serait ma femme que lorsque je l'aurais guérie de l'infirmité qui empoisonnait son existence et qu'elle ne voulait confier qu'à moi seul. Elle m'avoua, non sans embarras et avec de nombreuses circonlocutions, qu'elle n'était pas une femme, mais une usine à gaz. Elle s'enveloppait à jet continu de nuages parfumés qui, bien que fort odorants, ne ressemblaient en rien aux effluves de la rose et du jasmin. Je compris alors pourquoi elle s'éloignait si fréquemment quand je lui causais et la raison de ces parfums violents dont elle s'imprégnait malgré mes reproches. J'employai toute mon éloquence à lui persuader qu'elle exagérait son état dont je ne m'étais pas aperçu et qu'elle ne devait pas différer notre bonheur. Rien n'y fit et je compris qu'elle serait inébranlable, étant Auvergnate par son père et Bretonne par sa mère. Je me mis donc en mesure d'examiner mon sujet et de hâter une cure qui ne me paraissait pas présenter de sérieuses difficultés. Elle me montre son front maculé de nombreuses taches jaunes, comme un masque de grossesse, qu'elle dissimule adroitement sous des cheveux frisés. Après les repas, elle est ballonnée, a de nombreux renvois inodores et insipides, a les yeux très cernés, le teint cachectique, et tous les matins une ou plusieurs selles diarrhéiques. Je diagnostique dyspepsie flatulente, et en avant le Benzonaphtol, le charbon, l'eau chloroformée, l'essence d'anis et de menthe. Pas de résultat appréciable, si ce n'est que les gaz sont moins odorants. Humilié de mon insuccès, je m'adonne avec rage à l'étude de tous les ouvrages traitant spécialement des maladies de l'estomac, et j'expérimente sans succès les traitements de l'hyperchlorydrie, de l'hypochlorydrie, de l'hypopepsie. Survient l'été, époque où tout bon Algérien file en France. Je présente alors ma malade à tous les célèbres spécialistes dont j'avais lu religieusement les ouvrages. Ce fut une débauche d'analyses du suc stomacal, repas d'épreuves, lavages de l'estomac, massages, bains électriques. La pauvre Madeleine supporta stoïquement toutes ces manipulations, mais retourna en Algérie très affaiblie, plus malade du traitement que de la maladie. Constatant l'incapacité de tous ces grands pontifes, je fus moins humilié de mon impuissance, et lorsqu'elle me manifesta le désir d'aller consulter un guérisseur arabe qui avait une grande renommée, je ne protestai pas. Il habitait dans une gorge sauvage d'un accès très difficile, une villa qui lui avait été offerte par un riche Anglais qu'il avait guéri, disait la légende.

Il ne se luxait pas les méninges pour établir son diagnostic et à tous les malades il administrait un purgatif drastique, si énergique qu'en moins d'une heure l'effet était produit ; tout lui restait et ses jardins étaient fécondés par ses clients. Dans un pays où les engorgements du foie sont si fréquents, il obtenait parfois de beaux résultats, mais la pauvre dame qui fit route avec nous et qui était atteinte fut rapidement expédiée dans l'autre monde. Sous l'effet de ce traitement, Madeleine eut des selles plus fréquentes et même sanguinolentes et fut obligée d'abandonner la partie.

Deux années se sont écoulées et un grand découragement s'empare de mon esprit ; j'invective la médecine, je méprise mon art, l'art de berner les malades d'un espoir chimérique, mais Madeleine ne désespère pas, elle remonte mon courage. Sur ces entrefaites elle fut atteinte d'une forte angine, et durant une quinzaine de jours elle ne put manger qu'avec beaucoup de peine, obligée de conserver les aliments longtemps dans la bouche. Quelle n'est pas ma surprise, après ce long carême, d'apprendre qu'elle a une selle moulée ! Avec quelle joie elle m'annonce la bonne nouvelle ! Je voulus la voir cette belle selle qui s'était fait désirer si longtemps ; elle fit la joie de mon cœur, elle fut le plus beau jour de ma vie ! Comme l'hirondelle qui annonce le printemps, elle fut la gracieuse messagère de la guérison. L'usine à gaz déposa son bilan et éteignit complètement ses fourneaux. Une nouvelle Madeleine à la taille fine et au visage rose sans tâche succéda à l'ancienne, telle l'aurore à la nuit, et celle que je convoitais si ardemment devint ma femme. Je m'expliquai alors cette cure si surprenante que je ne devais qu'au hasard, mais dont la bonne Madeleine m'attribuait tout le mérite. Etant neuro-arthritique, il y avait chez elle une exagération du reflexe pharyngien. c'était ce qu'on appelle si poétiquement une Tachyphage : les aliments arrivaient dans l'estomac sans être divisés ni imprégnés de salive ; ils fermentaient et déterminaient une production continuelle de gaz sulfhydrique et carbonique et une antérite chronique. Son angine l'ayant forcée à manger très lentement, détermina une guérison momentanée qui devint définitive par la rééducation du pharynx.

Cette cure ne fut pas flatteuse pour mon amour-propre, mais elle eu de si heureux résultats qu'elle me réconcilia avec ma profession. Non, la médecine n'est pas aussi impuissante que beaucoup le croient Ce qui est impuissant c'est l'esprit humain et surtout notre esprit médical vicié par de mauvaises études : trop de science, pas assez d'observation : trop de laboratoire, pas assez de clinique : trop de médicaments nouveaux au détriment des anciens : trop de pontifes qui compliquent les choses les plus simples et veulent nous apprendre ce qu'ils ignorent.

Il est dans la Grand'Ville
Il est des gens habiles
Il est des magistrats
Il est des reverbères
Vantés pour leur lumière
Mais qui n'éclairent pas.

Un Mari Impatient

Un chef arabe des Hauts-Plateaux, âgé de 70 ans, descend à Relizane avec sa *smala*, fait appeler une sage-femme et lui confie que, depuis que sa favorite est accouchée, il ne peut plus avoir de rapports sexuels avec elle ; qu'elle est bouchée (sic). La matrone l'examine et déclare au mari qu'il faut pratiquer une opération qui n'est pas de sa compétence, qu'il est indispensable d'avoirs recours à un médecin. L'arabe s'y refuse énergiquement ; pourtant, ne voulant pas, comme Moïse, voir la terre promise sans pouvoir y pénétrer, il se décide à faire appeler le *tébib*, mais à la condition expresse que le visage de sa femme restera couvert pendant l'opération.

Sa figure de campagne étant la seule que j'aie besoin de voir, j'accepte cette condition sans hésitation.

Je constate qu'à la suite d'un accouchement qui a dû être fort laborieux (car cette femme est toute jeune et son bassin est peu développé), les petites lèvres, fortement ulcérées, se sont agglutinées, soudées complètement, laissant un tout petit pertuis qui permet à peine l'introduction d'un stylet.

Il s'est produit, naturellement chez elle l'obturation, l'infibulation de la vulve que certaines peuplades du centre de l'Afrique obtiennent, au moyen d'une opération, pour conserver jusqu'au mariage la virginité de leurs filles

Cette infibulation que nous n'observons jamais en Europe, doit être fréquente chez les femmes arabes, par suite de la déplorable habitude qu'elles ont de tenir les jambes serrées et même attachées après leur accouchement. Cette habitude se justifierait peut-être par cette considération que se mariant à peine nubiles, les déchirures de la fourchette doivent être fréquentes et se soudent de cette manière naturellement, sans opération.

Un coup de bistouri suffit pour rendre à la vulve son ouverture naturelle ; je recommande au mari de respecter sa favorite durant quelques jours et je réclame le paiement de mes honoraires. Mais le fils du désert est méfiant ; il me répond qu'il me paiera la somme convenue quand il se sera assuré de la réussite de l'opération.

Le lendemain, je le vois arriver tout guilleret ; il me paye sans marchander, et de plus me fait présent d'un agneau. Je comprends à cet empressement généreux, si rare chez les arabes, que (malgré son âge avancé et ses deux autres femmes), il n'avait pas eu la patience d'attendre le délai fixé, pour s'assurer que l'opération était parfaitement réussie.

Cette vigueur sexuelle n'est pas l'exception, mais la règle chez les Arabes et tient sans doute à leur existence moins artificielle que la nôtre. Un Arabe âgé est trouvé mort dans sa tente et les aimables voisines s'empressent d'accuser sa jeune femme de l'avoir empoisonné. Chargé de l'autopsie, j'assiste à la confrontation traditionnelle. Notre profession nous permet bien souvent de pénétrer les secrets de l'alcove et même du gourbi. — Tu as tué ton mari parce qu'il était trop vieux et ne te donnait pas les jouissances conjugales auxquelles tu avais droit, lui dit le Procureur. — Oh, non ! répond-t-elle, je n'avais pas à me plaindre, tous les soirs il m'envoyait au Paradis.

— Ne pourriez-vous pas, Docteur, m'implanter une greffe de ce vailland moricaud, me dit le Procureur, je suis honteux d'avouer que j'en aurais bien besoin, malgré ma cinquantaine.

Mon Ami Homais

A l'heure de l'apéritif, je suis heureux de me glisser dans la pharmacie où pontifie mon vieux camarade Homais, pharmacien de 1re classe. N'allez pas croire que nous buvions de ces affreuses mixtures décorées de noms pompeux « absinthe oxygénée, quinquina hygiénique », nous avons trop souci de notre santé « Guenille que guenille, ma guenille m'est chère ». Mon plaisir est de voir le défilé des clientes qui viennent demander des *petits conseils*. — Bonjour, M. Homais, je viens de consulter les deux meilleurs médecins de la ville pour ma vieille bronchite, dites-moi qu'elle est la meilleure de ces deux ordonnances. Homais me jette un coup d'œil railleur et, dans le doute, se prononce pour l'ordonnance la plus chère. — Voyez M. Homais, ma petite a des boutons plein le corps. Le docteur dit que c'est une dermatose, mais il n'y connait rien. Moi, je crois que c'est un sang retourné. Qu'en pensez-vous ? On dit que pour les enfants vous êtes plus entendu que les médecins.

Mon ami Homais se rengorge et me jette un petit regard malin, qui a l'air de dire : « attrape ça, mon vieux ».

Après avoir bien examiné l'enfant, il délivre 50 cent. de calomel : et surtout ne donnez aucun aliment salé, car vous transformeriez le proto en bichlorure de mercure, qui est un violent poison ». Et avec l'assurance du devoir accompli, il salue sa cliente.

— Comment, mon ami, vous qui êtes plus « entendu que les médecins » après trente ans de pratique, vour croyez encore à cette vieille rengaine du calomel se transformant en sublimé ! Sa calotte de velours noir brodé d'or commence à s'agiter sur sa tête. « Que dans un matras à température élevée cette transformation s'opère, mais dans le corps humain les conditions sont toutes différentes, et il ne faut pas prendre l'estomac pour une cornue bien qu'il en ait la forme ». La calotte du père Homais, semblable à la chechia de Tartarin, danse une sarabande qui indique une violente tempête sous-cranienne.

« Puis, vous n'avez pas réfléchi que l'estomac contient toujours en abondance de l'acide chlorhydrique et du chlorure de sodium, et que la transformation ne manquerait pas de se produire, quelque précaution que vous preniez. Avez-vous jamais entendu dire qu'un enfant ait été empoisonné par du calomel ? Ignorez-vous que les Médecins Anglais qui en font un grand usage font prendre à sa suite du bouillon gras salé ? La calotte fléchit, s'affaisse, un calme plat succède à la tempête : son propriétaire ouvre la bouche, mais aucun son ne s'échappe. — Voyons, mon ami je fais appel à votre jugement et à votre bonne foi. Abjurez votre vieille erreur, comme je l'ai fait moi-même, sur l'autel de la raison, dirait M. Prudhomme.

— C'est pourtant vrai que je dis une bêtise depuis trente ans et je suis prêt à faire amende honorable, en place de Grève, en chemise, un cierge de dix livres à la main et la corde au col. Mais je voudrais bien que les professeurs qui me l'ont enseignée, s'ils sont encore en vie, viennent l'abjurer avec moi.

Et dire qu'aux examens ils ont dû coller des candidats qui ignoraient cette erreur.

Pauvre humanité ! ! !

Une Page d'Histoire

C'était la fin d'une lumineuse et énivrante journée d'avril Le *Cachalot* entre dans la rade d'Alger, pousse trois hurlements déchirants et de ses flancs sort une nuée d'aventuriers qui se ruent à la conquête de l'Algérie.

Dix jours après, une des plus belles maisons d'Alger porte une plaque flamboyante où étincelle « Docteur Duremple ».

La ville comptait un médecin de plus, Lui : grand, bien fait, la blague et l'assurance du voyageur de commerce : elle : petite, alerte, le nez retroussé, les yeux polissons. Dépourvus tous deux de préjugés bourgeois, le succès ne devait pas se faire attendre. Deux ans après la ville était conquise. Mme Duremple était à la tête de toutes les réunions mondaines, religieuses, patriotiques : lui était le médecin de la Préfecture et même du Parquet. Comment avait-il pu enlever si rapidement les situations les plus enviées ?

C'était le secret de la capiteuse Mme Duremple. Quelques années après, la clientèle riche suivait irrésistiblement le mouvement et les palmes académiques venaient couronner un si beau succès. C'était le Capitole. Non ! c'était la Roche Tarpéienne !

....

— Té ! l'ami Durand ! Comment ça va, mon vieux ?

— Monsieur, vous faites erreur, je ne vous connais pas ! répond majestueusement le Docteur Duremple qui sortait de la Pharmacie du Pilon-d'Or.

Mais son interlocuteur n'était pas homme à se laisser démonter. Il rentre dans la même pharmacie et apprend qu'il vient de tutoyer le Docteur Duremple, une sommité médicale de la ville.

— Ça, le Docteur Duremple ! mais c'est mon copain Durand, élève en pharmacie. Nous avons passé deux ans dans la même boite, à Marseille.

Il fait part de sa découverte à plusieurs médecins. On va à la Préfecture. Le diplôme du Docteur Duremple a bien été déposé, mais son titulaire serait âgé de 88 ans.

Appelé au Parquet, il avoue tout. Il se nomme bien Durand, élève en pharmacie, ex secrétaire du Docteur Duremple, de Marseille.

A sa mort, il était parti avec ses papiers et sa bonne qui était sa maîtresse. Les expertises judiciaires étaient faites par un interne de l'hôpital dont il signait les rapports.

Menacé d'arrestation pour ses nombreux faux, il ne perd rien de sa belle assurance (ce que c'est que d'être de Marseille).

— Remarquez, Monsieur le Procureur, que si vous me poursuivez toutes les condamnations résultant de mes nombreuses expertises seront frappées de nullité.

Touché par cet argument topique, le Procureur le pria de vouloir bien disparaître et il eut la bonne grâce de consentir à quitter la capitale de l'Algérie pour celle de la France où il exerce la médecine en braconnier. Il a dû y rencontrer un confrère en fumisterie, le pseudo docteur Radin qui, pendant 6 ans, occupa un des plus beaux postes de médecine de colonisation, fonctionnaire nommé par le Gouvernement général. Pour diplôme il avait présenté la thèse d'un homonyme !!! Dénoncé par un compatriote corse (vengeance électorale), il s'esquiva de la même façon vers Paris où il pratique toujours la médecine sans diplôme.

Il avait — lui aussi — femme gentille et les vulgaires préjugés ne les gênaient pas.

Et maintenant si vous doutez de la haute moralité et de la lumineuse clairvoyance de la magistrature et de l'administration, c'est que vous avez le caractère mal fait.

Pâlissez sur les livres, fils d'Œsculape, respirez l'air empoisonné des amphithéâtres, avalez les microbes des salles d'hôpital pour conquérir la clientèle par votre savoir, elle vous préfère le premier charlatan venu. « *Vulgus vult decipi* » (Le public est fait pour être trompé).

Une Pièce de Vingt Sous

Tel qu'un jeune poussin sorti de sa coquille, je viens d'être pondu médecin de la faculté de Montpellier. Revêtu de la robe Doctorale j'ai eu le suprême honneur de voir défilé devant mon humble personne, avec un salut protecteur mes maitres vénérés : l'accolade qui consacrait chevalier. Tu es digne d'être admis dans notre docte corporation à la condition de nous encenser à jet continu, et de nous faire appeler en consultation lorsqu'il y aura la forte somme à palper : telle était dans leur esprit la signification de la grave cérémonie qu'ils venaient de présider.

Quelques mois après, j'étais médecin de colonisation dans un minuscule village de l'Algérie en pleine Kabylie. Je n'avais pas fini de vider mes malles qu'un colon tout effaré entre chez moi en coup de vent — Venez vite M. le Major, mon fils vient d'avaler une pièce de vingt sous fausse — Ce cas bien que banal me prenait au dépourvu et me rendait perplexe. J'aurais bien préféré avoir à diagnostiquer un néoplasme quelconque. Je fouille dans mes souvenirs mais mes éminents professeurs de la docte Faculté ne se sont jamais occupés de pareille bagatelle. Je cherche dans mes auteurs classiques, même silence. Je me rends auprès de mon malade avec autant d'enthousiasme qu'un client recevrait de M. Deibler sa première et dernière visite. Le colon algérien est très facétieux ; il dérivait alors directement du zouave et du joyeux et les lazzis se croisaient sans interruption. — Il rendra la pièce, M. le Major, car ce n'est pas l'enfant d'un juif, mais d'un bon Français. — Pourquoi la garderait-il puisqu'elle est fausse ? — Une sœur défroquée, ayant des prétentions médicales, raconta qu'elle avait connu un enfant qui avait avalé un sou et l'avait rendu sans peine trois jours après et une fillette qui avait avalé plusieurs aiguilles qui étaient sorties, sans causer aucun accident, par différentes parties du corps. Mais sa rivale, une matrone qui pratiquait de droit les accouchements (c'est elle qui avait fait le plus d'enfants) était d'avis qu'il ne fallait pas attendre que la pièce sortit par les voies naturelles, car le plomb qu'elle contenait empoisonnerait l'enfant, qu'il fallait administrer un vomitif. Mais un loustic eut un véritable succès en racontant qu'au régiment un de ses amis avait fait le pari d'avaler une pièce de cent sous et que lorsqu'il la rendit les camarades s'empressèrent d'aller la boire à la cantine, sans même la laver.

Ballotée par ces avis opposés et ces facéties, je voyais la pauvre mère très inquiète, attendant et redoutant mon arrêt. J'avais eu le temps d'écouter, de réfléchir, de m'instruire. Je rassurai la pauvre femme, déclarant qu'il fallait bien se garder d'administrer un vomitif mais au contraire un purgatif au moment opportun et j'administrai une potion anodine qui devait avoir l'effet moral de neutraliser l'intoxication du plomb. Pour remercier cette aimable assistance qui venait de me donner une précieuse leçon de médecine, sans s'en douter, je la menai boire l'absinthe : c'est ainsi que tout commence et finit en Algérie.

Trois jours après la pièce sortait, comme Jonas de la baleine, et le père, malin et facétieux, comme tout bon algérien, la monta sur un ruban tricolore et vint m'offrir cette nouvelle décoration en grande pompe, suivi de tous les amis. Je compris que c'était le paiement de mes honoraires, mais voulant être aussi malin que lui, je fis semblant d'être très flatté de cette délicate attention et les invitai tous à un plantureux repas ; le champagne arrosa l'emblème de ma distinction honorifique. Durant quelques jours je portai ma décoration sur la poitrine, puis je la suspendis dans mon cabinet au-dessous de mon portrait. La légende ne manqua pas de s'établir que j'avais fait une grande et brillante opération ; c'est bien ce que j'espérais. Ce ne fut plus une pièce de un franc, mais une pièce de cent sous enlevée très adroitement à travers l'intestin. Je jouis de la réputation d'un grand chirurgien, ce qui me dédommagea amplement des honoraires perdus et des frais du pantagruélique festin.

Tant il est vrai qu'en médecine il faut du savoir et encore plus du savoir-faire. En cette circonstance le savoir me manqua, mais le savoir-faire me sauva.

Isidore Bartibas

Nous vivons notre existence de médecins dans une atmosphère tellement triste, que lorsqu'un rayon de gaieté vient l'éclairer, nous aurions tort de ne pas lui ouvrir largement la fenêtre pour qu'il nous inonde. J'avais besoin de cette excuse pour oser vous faire part des confidences d'Isidore. — Ce qui m'arrive est tellement extraordinaire que je ne peux résister au désir de vous conter mon histoire : je la raconte à moi même quand je n'ai pas d'auditeur. Je n'aime pas à parler de moi, mais il faut cependant que vous sachiez que je me nomme Isidore Bartibas, propriétaire à la Bégude, port de mer vaste et sûr, sur le Rhône, comme dit notre farceur de notaire, pays de la bonne huile et des bons sentiments. Depuis quelque temps je souffrais de la tête et ne pouvais plus faire mes comptes comme autrefois. Pour lors que je me dis, comme ça, Bartibas, mon ami, il faut te soigner. Je fus aux bains de Bondonneau, que c'est tout près de chez nous. En voilà des eaux qui ne sont pas bêtes. Si vous êtes trop gras elles vous font maigrir, si vous êtes trop maigres, elles vous font grossir. Ça n'allait guère mieux, cependant quand je fis la connaissance de César, un marseillais qui n'était pas venu prendre les eaux, mais l'argent des joueurs malheureux qui fréquentaient le Casino. — Je t'ai gagné ton argent, mais té, mon bon, je vais te donner un conseil qui vaudra plus que ce que tu as perdu. Si tu veux guérir, va à Marseille consulter le célèbre docteur Boniquet qui guérit tous les malades. — En voilà des types ces Marseillais ! Quand je leur demandais l'adresse en question. — Hé, coquin du bon Dieu, marche toujours, tu as peur que la terre te manque ? Et je marchais.

Enfin je découvre la maison : j'entre dans un long corridor avec une porte au fond, j'ouvre et je trouve encore un long corridor et une porte au fond, j'ouvre et j'entre dans une belle chambre où je vois une personne qui avait quitté sa chemise et la tenait arrondie avec ses dents et ses mains et faisait la chasse aux puces. En me voyant elle pousse un cri et laisse tomber sa chemise. **Mais,** moi, sans m'intimider, car nous sommes tous de fiers lapins à la Bégude, je m'avance poliment, mon chapeau dans la main droite. — Pardon, Madame, que je lui dis, vous ne seriez pas par hasard M. Boniquet, le célèbre médecin de Marseille. A ces mots, la dame pousse un grand éclat de rire et passe vite sa chemise. — Asseyez-vous là pendant que je m'habille, je n'ai plus peur et vous me faites l'effet d'un bon garçon, pas dangereux du tout. Puis elle me conduit dans un beau salon. -- Voici M. Boniquet, le célèbre médecin de Marseille. Elle lui parle un moment à l'oreille et ils se mettent à rire. Puis le Docteur me regardant bien en face — Je connais votre maladie, à la seule vue de votre physionomie ; on n'en guérit jamais, mais on n'en meurt pas. — Je voudrais bien en savoir le nom. Il prit une feuille de papier une plume et cric crac il écrivit :

« Je soussigné, Docteur en médecine, certifie avoir visité aujourd'hui, sur sa demande, le nommé Isidore Bartibas. Je déclare qu'il est atteint d'Idiotie congénitale incurable et que son internement dans une maison de santé s'imposera tôt ou tard dans son intérêt et celui de la Société. — Gardez ce papier, car un jour il pourra vous être très utile ». — Je crois bien que je le garderai, je le montrerai à mes amis de la Bégude ; ils verront que je vais consulter les grands médecins de Marseille et ça les fera crever de jalousie.

— Combien je vous dois, Monsieur le Docteur ? — Rien du tout, mon ami, trop heureux d'avoir fait votre connaissance. Depuis quelques jours je cherchais le sujet d'un article pour mon journal et vous m'en formulez un qui amusera probablement ses lecteurs. C'est moi qui suis votre obligé.

Voila un savant médecin qui connait votre maladie rien qu'en vous regardant, qui va parler de moi dans un journal et qui ne me fait rien payer. C'est pas comme notre mauvais médecin de la Bégude qui compte une visite quand il me touche la main dans la rue, comme s'il m'avait tâté le poulx.

Vive le Docteur Boniquet !

Drame en 2 Actes

« Paula majora canamus »

C'est la vogue du village, la fête bat son plein, les vigoureux paysans font sauter leurs danseuses comme des poupées, mais tous ne s'amusent pas. L'un d'eux, dans un coin du bal, serre son bâton avec rage, en montrant à son frère l'amant de sa femme qui danse avec elle. Quelques instants après le rival détesté gît sur le sol d'une rue sombre, le mari outragé qui le guettait l'a assommé d'un formidable coup de matraque sur la tête. La victime n'a rien vu, mais entendu une voix qui disait : laisse-le, il a son compte. Le blessé demeure évanoui durant une heure environ, puis il est secouru et conduit chez lui où il reprend connaissance. Le rideau tombe, fin du 1er acte. le second va commencer dans la coulisse pour la malheureuse victime, il passe de la forme aigue à la forme chronique et combien plus cruelle. Le blessé ne suit aucun traitement et après 6 jours de repos, se sentant parfaitement guéri, reprend ses occupations. Un mois après vive douleur à la région épigastrique, vomissements sanguinolents : une injection de morphine et tout se calme. Mais ces crises reviennent par accès irréguliers.

Il consulte plusieurs médecins, autant de diagnostics différents : coliques hépathiques, hyperchlorydie, carcinome. A mon tour je diagnostique coliques saturnines, car durant 3 ans, il avait fait des soudures au plomb et des excès alcooliques. Mais ne voyant paraître ni liséré gingival, ni paralysie des extenseurs, je comprends que je n'ai pas été plus malin que les autres. J'étais démonté, n'ayant plus aucun diagnostic sur lequel me reposer, quand, en causant, le malade me fait part du drame que j'ai raconté et qu'il avait négligé de me révéler pensant, selon l'usage des clients, que cela était de nulle importance. Ce fut une révélation, un jet de lumière qui tombe dans une chambre obscure. Ce violent coup de matraque sur la tête avait porté son effet morbide sur le Trijumeau et déterminé une névrite des branches du grand Sympathique, d'où ces douleurs violentes et vomissements qui ne cèdent qu'à la morphine. Les crises qui laissaient quelque répit au début deviennent permanentes et depuis cinq ans il ne vit que grâce à des injections quotidiennes de morphine à la dose de 5 à 10 centig. c'est le pain de son système nerveux. Ce n'est pas un morphinomane, mais un morphinique.

Contrairement à ce que disent les auteurs, il conserve un excellent appétit et n'éprouve pas la moindre constipation. Mais il est d'une grande maigreur, tels les fumeurs d'opium. Il y a des périodes où l'organisme est intoxiqué et les piqures déterminent des abcès qui, tels des abcès de fixation, procurent, durant une certaine durée, un bien-être relatif après leur guérison et permettent un travail pénible. J'ai connu une morphinomane qui s'est morphinée à outrance durant 12 ans sans perte d'appétit, sans constipation

C'est certainement la lutte du pot de terre contre le pot de fer. Mais je crois que la plupart des morphiniques succombent à l'affection qui a provoqué la morphinomanie et non à l'usage de ce médicament qui ne mérite pas la terreur qu'il inspire.

Ma plus Belle Opération

J'étais médecin de colonisation dans la grande Kabilie, la Suisse algérienne, superbe contrée que je regrette toujours. Le traitement alloué par le Gouvernement était modeste et la clientèle rare. Il fallait donc trouver des ressources para-médicales. J'achetai trois jeunes mules avec l'espoir de les revendre avec bénéfice ; mais le fourrage manquait et l'orge était très chère. Ayant remarqué qu'un fabricant d'huiles d'olives délaissait les tourteaux de son usine, j'eus l'idée de les utiliser pour la nourriture de mes trois pensionnaires. A l'apéritif on parla de ma tentative qui fut jugée sévèrement. Parce qu'il est docteur, dit un colon, il croit connaître notre métier mieux que nous. Un loustic s'écria que je ne me contentais plus de tuer les gens que je voulais aussi tuer les bêtes. Malgré ces tristes pronostics, mes mules se faisaient superbes et avaient doublé de valeur ne coûtant presque rien à leur propriétaire. Mes détracteurs, pas bêtes du tout, se mirent aussitôt à suivre mon exemple, mais le fabricant d'huile, pas bête non plus, se mit à leur vendre ses tourteaux un bon prix. Des pluies diluviennes m'avaient empêché d'atteler mes mules et la plus jolie répondant au nom de Zora, robe alezan, jambes de cerf, l'œil doux, grand, humain, s'agitait plus que les autres. J'ordonnai à mon domestique d'aller la promener. S'arrêtant à toutes les buvettes qui bordaient la route, il fut bientôt complètement gris et voulant faire de la haute école, esseya de lui faire sauter un mur. La bête se cabra pour le franchir, mais les jambes de derrière s'enfoncèrent dans le sol détrempé et la pauvre Zora tomba à la renverse, le paturon de la jambe gauche postérieure fracturé. Le vétérinaire cousulté me dit : « Il faut l'abattre ». Comment ! une bête qui valait 600 francs ! pleine de vie, jamais ? Ne pourrait-on pas la traiter et la guérir comme on fait pour les gens ? Je vais la suspendre au plafond afin qu'elle ne tombe pas, me répondit-il, puis vous ferez ce que vous voudrez et bonne chance. J'appliquai au paturon un appareil inamovible ouaté, silicaté comme j'aurais fait à une « vague humanité » et j'attendis patiemment le résultat. Les colons suivaient la cure avec un léger scepticisme, mais ne me raillaient pas comme précédemment. Six mois après, la mule parfaitement guérie, reprenait son service ; seulement lorsqu'elle avait fait une douzaine de kilomètres au trot, elle boitait. Au point de soudure des os, où s'était formé le cal, passait un tendon qni était ainsi légèrement raccourci, d'où la claudication. Je la vendis néanmoins 400 fr. car elle était encore très apte aux travaux des champs.

Cette opération me fit le plus grand honneur dans l'esprit des colons. Guérir une fracture chez un homme, la belle affaire, tous les morticoles en font autant, mais guérir une mule au lieu de l'abattre et gagner 400 fr., voilà de la belle chirurgie... conservatrice. Je compris alors qu'il valait mieux soigner les bêtes que les gens et je regrettai d'avoir deviné trop tard qu'il y avait en moi la double étoffe d'un éleveur et d'un vétérinaire.

Plus tard il me fut donné de connaître les notes que les maires qui s'étaient succédé avaient donné sur mes capacités médicales. L'un avait déclaré que j'étais bon médecin, mais mauvais chirurgien : son successeur avait déclaré juste le contraire ; mais le troisième (après cette brillante opération) me déclarait excellent médecin et chirurgien. Depuis 30 ans que j'exerce la médecine, je n'ai jamais fait d'opération aussi fructueuse et qui m'ait rapporté autant de considération. C'est bien ma plus belle opération.

Nos Bons Paysans

Elle avait vingt ans, elle était tombée malade le lendemain d'un bal. « Que j'en ai vu mourir de jeunes filles ! « Vomissements, mal de tête, fortes douleurs aux reins, je diagnostique la variole (un cas avait eu lieu récemment dans le voisinage) mais une vieille qui était daus un coin marmottait « : ça, c'est une péremonie (pneumonie) ».

Voyant que mon diagnostic n'avait pas le don de la persuasion, je demande un médecin en consultation.

L'éruption venait de se faire quand il arriva et, naturellement il confirma mon diagnostic, mais la vieille dans son coin marmottait toujours « çà c'est une péremonie ». Voyant le nouvel insuccès de notre diagnostic, je demande un autre médecin. Il diagnostique variole hémorragique (variole noire), mais la vieille dans son coin marmottait toujours « c'est une péremonie ». Quelques jours après étant à la ville voisine, arrêté devant la devanture d'un magasin, deux femmes qui m'étaient inconnues s'abordent près de moi et, après les salutations d'usage : *« Tu sais, ma chère dit l'une, une telle est morte, trois médecins l'ont soignée et n'ont pas connu sa maladie ».* Avale cette couleuvre, pauvre morticole ; heureusement nous étions trois à la partager.

Décidément la vieille triomphait. Tant il est vrai que ce qui donne la meilleure idée de l'infini, c'est encore la bêtise humaine.

Il s'agit d'un jeune enfant de 10 ans, atteint de scarlatine depuis une quinzaine (mais on n'a pas fait appeler le médecin parce que le malade n'a pas cessé de manger). Voyant la figure pâle, bouffie, les malléoles légèrement enflées, je pense qu'il y a de l'albumine et je demande un échantillon de ses urines. Il était 9 h. du matin, mais je ne le reçois qu'à 5 h. du soir. L'urine contenait des flots d'albumine.

Immédiatement je remets ce billet au commissionnaire : « L'enfant est très sérieusement malade, couchez-le immédiatement, ne donnez que du lait et une cuillerée toutes les heures de la potion (sel de nitre, teinture de scilles). A minuit, on m'appelle, l'enfant expirait (après avoir pris quelques cuillerées de la potion, faisait délicatement remarquer la mère). Le lendemain le bruit se répandait dans tout le village que ma potion avait tué cet enfant. Quelques jours après je rencontrais le père et lui reprochais les bruits que sa femme répandait : « Avez-vous vu mon billet ? » — Ah ! non ! je ne sais pas si vous en avez envoyé un. Et la potion, savez-vous ce qu'elle contenait ? « Oh ! répondit-il, il ne faut pas faire attention à ce que disent les femmes. »

Que faire en pareille occurence ? ouvrir le parapluie de l'indifférence : mais il faut tout de même qu'il soit bien large et bien solide pour vous abriter des rafales de la sottise humaine. Plus le client est ignorant, plus il est méchant. Je livre à sa méditation l'anecdote suivante :

Le Gouverneur général de l'Algérie avait un fils âgé de 17 ans, atteint de la fièvre typhoïde ; il était en pleine convalescence, se promenait dans les jardins du palais, mais néanmoins par surcroit de précaution, son médecin lui faisait prendre un bain tiède tous les jours. Soudain il est pris d'une syncope et meurt d'une embolie au cœur. Naturellement le public inconscient, les chers confrères qui aspirent à la succession de leur ami et les journalistes, toujours à l'affût du scandale, ne se font pas faute de dauber sur ce pauvre morticole qui était navré.

Le Gouverneur, homme d'intelligence et de cœur, se renseigne auprès de médecins impartiaux ; il apprend que l'embolie n'est pas rare dans la convalescence de la fièvre typhoïde et que rien ne peut la faire prévoir. Surmontant son immense douleur (il mourait de chagrin deux ans après) il se rend à l'hôpital et rencontre, comme par hasard son médecin dans son service et, en présence des étudiants et du personnel, il lui serre la main et le remercie des soins donnés à son fils. Le lendemain, la presse reproduisait ce fait divers et couvrait de fleurs celui qu'elle couvrait de boue la veille.

Certainement on ne peut demander à nos bons paysans d'avoir d'aussi nobles sentiments qu'un Gouverneur général, mais du moins ne devraient-ils pas jouer de la considération d'un praticien avec une telle désinvolture. Il est vrai que pour eux, les injures ne sont rien, les coups pas grand chose, les plaies d'argent seules ont de l'importance.

Rédempteur

Par une de ces étouffantes journées d'août dont notre région méridionale a le triste privilège, étendu à l'ombre épaisse d'un mûrier, je faisais une sieste intellectuelle, lisant avec grand intérêt les expériences de Brown-Séquart, alors dans toute leur actualité.

Pour qu'une goutte de liquide séminal rencontrant un organe aussi petit qu'un ovule fasse acte de créateur, il faut que ce liquide recèle en lui une intensité vitale extraordinaire, une puissance inconnue qui surpasse toutes les autres. Evidemment, si on pouvait capter et utiliser cette force en thérapeutique, on obtiendrait des résultats surprenants.

J'en étais là de mes réflexions, quand je reçois la visite d'un ancien camarade de collège perdu de vue depuis longtemps. Il me raconte son odyssée. Sorti de l'école des Arts, ingénieur, il avait pris la direction d'une usine en Russie. et selon l'usage, séduit et enlevé la fille de son patron qui s'opposait à son mariage. Les amoureux s'étaient enfuis en France où ils s'étaient mariés.

Sa jeune femme, d'une beauté troublante, qu'il me présentait, était devenue tuberculeuse à la suite de toutes ces tribulations. En vain, elle avait consulté beaucoup de médecins et il me l'amenait pensant que mon dévouement ferait plus que la science des maîtres. Elle était dans un triste état, une véritable loque humaine, et je compris qu'il fallait renoncer à tous ces produits créosotés dont elle avait été gorgée.

Un traitement héroïque pouvait seul déterminer le miracle thérapeutique qu'on me demandait. Je fis part à mon ami de la lecture qui m'occupait à son arrivée et proposais de pratiquer des injections hypodermiques de suc testiculaire. Mais la jeune femme se récria : elle était résignée à mourir de sa mort naturelle si le destin le voulait et non d'un supplice auquel elle n'avait pas été condamnée. Elle consentait à avaler tout ce qu'on voudrait, pilules ou cachets, dans l'espoir de vivre et de faire le bonheur de son mari.

La liqueur séminale tripatouillée, selon la formule de Brown-Sequart, pour devenir injectable, me paraissait un produit trop artificiel et je pensais qu'il serait encore bien moins actif au contact des sucs de l'estomac. J'étais fort perplexe, mais Esculape, qui du haut de l'Empyrée voyait mon embarras, eut pitié de son faible disciple et me suggéra une idée géniale. Puisqu'on alimente les malades par la voie rectale pourquoi ne pas l'employer pour faire absorber cette précieuse liqueur dans toute sa pureté. — Maintenant pour m'exprimer aisément devant ta femme il me faudrait être Cicéron, mais je suis autant incapable de parler sa langue, que toi de la comprendre et il vaut mieux l'éloigner un instant. — Mais elle protesta : elle devait tout entendre puisqu'elle était la première intéressée. J'expliquai alors la technique de l'opération : vider le rectum, l'anesthésier avec de la pommade à la cocaïne, puis le dilater patiemment avec des bougies, non d'Hégard, mais de vulgaire stéarine et introduire directement dans l'ampoule rectale la précieuse liqueur séminale jaillissant de la source de vie.

L'expérience était belle à tenter ; c'était le triomphe de l'amour, si elle réussissait ! Quel beau rôle, celui de Rédempteur !

Combien ils seraient heureux, elle de recevoir la vie de son mari et lui de la lui donner ; ce serait l'essence de son corps, tout son potentiel qu'il lui infuserait. Nouvel Adam, il ferait son Ève avec sa substance. Unis par une tendre affection, ils le seraient encore par la reconnaissance. Au reste, tout à espérer et rien à craindre du traitement.

Je fus compris... Tout marcha à souhait... Quinze jours après je revis la malade, elle avait gagné 1,500 grammes et une teinte légèrement rosée colorait ses joues.

Deuz mois après la guérison était complète et je déclarai aux époux qu'ils pouvaietn suspendre le traitement et que mes soins devenaient inutiles. Je fus surpris quelques jours après de recevoir la visite du mari ; il vint seul et me confia que soit par plaisir, par reconnaissance ou caprice, sa femme avait voulu continuer le traitement et si cela ne présentait aucun inconvénient.

Pensant qu'une grossesse pourrait survenir et serait encore bien intempestive, je lui conseillai de le continuer quelque temps encore.

Dois-je attribuer le mérite de cette belle cure à la bonne « Natura médicatrix » ou à ma sagacité. J'en aurais bien envie, mais je ne voudrais pas, à l'exemple de l'illustre Chantecler, me persuader que je fais lever le soleil.

Je m'aperçois, o bonheur ! que je viens d'inventer mon petit sérum, qui n'a le sien aujourd'hui ! Il ne me reste plus qu'à opérer une centaine d'appendicites à chaud ou à froid et je deviens une notoriété médicale. Ainsi soit-il.

Une Membrane Hymen récalcitrante

C'était en Algérie, dans le brûlant pays de Relizane, 40 degrés jour et nuit. Mes nouveaux clients m'avaient souhaité la bienvenue à leur façon : « Tenez-vous bien, dans 6 ans nous avons perdu trois médecins à l'âge de 40 ans, calcinés par la chaleur. »

Malgré cette canicule, le gros Jacob avait épousé la belle Rebecca.. Deux jours s'étaient écoulés et le mariage n'était pas consommé. Toute la tribu israélite était en grand émoi, car d'après la loi de Moïse un mariage blanc est nul ; il faut qu'il soit rouge, bien rouge ! Il faut pouvoir montrer aux visiteurs, comme un glorieux étendard, la chemise ensanglantée de la mariée.

Les parents du mari prétendaient que la faute incombait à la femme qui était mal conformée, qui était bouchée (sic), et les parents de la femme accusaient le mari d'impuissance. Israël s'était naturellement divisé en deux camps, chacun prenant parti selon ses intérêts ou ses sentiments.

Après un long conseil de famille, les mères des nouveaux époux décidèrent d'intervenir auprès d'eux pour trancher une situation qui les couvrait tous de confusion. Le sacrifice fut accompli en leur présence, selon un rite nouveau ; la victime fut placée sur le bord du lit, dans la position obstrétricale, pose qui d'après l'expérience de nos deux matrones devait être des plus heureuses pour le triomphe d'Eros.

Rien n'y fit, le phénomène ne se produisit pas, le mariage resta blanc, d'une blancheur désespérante. Mais elles acquirent la preuve que le mari était bien conformé. Oh ! combien ! vaillant et hors de cause.

Elles finirent alors par où elles auraient dû commencer et firent appel à mon ministère. Instruit par la rumeur publique je m'étais muni d'un bistouri, et mis en présence du corps du délit, j'eus vite fait de trancher cette hymen fibreuse si récalcitrante et d'ouvrir la porte de la terre promise à cet infortuné mari, véritable Tantale.

Après un pareil service, je pensais recevoir des honoraires convenables. Ce fut le beau-père, Madja (commerçant en céréales, peaux de bœufs, prêteur à gages, conseiller municipal, qui vint me les régler.

Il me déclara avec force compliments et protestations qu'un pareil service ne se payait pas avec de l'argent, qu'il me considérait comme son fils, que sa reconnaissance serait éternelle et que je pouvais compter sur sa protection dans le Conseil municipal.

Un mois après, élections municipales. Le nouveau Maire, pour lequel je n'avais pas voté, obtenait du nouveau Conseil, dont Madja était le plus bel ornement, un vote à l'*unanimité*, me relevant de mes fonctions de médecin communal.

Epilogue. — Voulant me venger d'une pareille trahison, j'actionnais Judas, pardon Madja, devant le juge de paix, en paiement d'une somme de 20 francs pour honoraires. Je pris un défenseur pour ne pas me laisser aller à trahir le secret médical.

Madja n'eut pas tant de pudeur ; il exposa la question avec des mots et des gestes rabelaisiens qui lui valurent un grand succès dans l'auditoire, et le bon juge goguenard, voulant produire aussi son effet, déclara qu'il aurait payé pour être à ma place et que je devais me contenter du prix d'une visite, 3 fr. que m'offrait mon débiteur.

J'étais condamné aux dépens, bon pour 15 francs.

Morale — Ne poursuivez jamais un juif algérien : c'est un morceau plus dur, plus coriace, plus récalcitrant que l'hymen de la belle Rebéca.

Nos Clients

Je soignai depuis dix jours une femme atteinte de *Valvulite mitrale* (croyez-vous que les grands médecins de la Capitale aient seuls le droit de fabriquer de nouveaux termes ?). Le mari qui tenait un peu à sa femme et beaucoup plus à l'argent, me dit : « Si vous étiez deux ou trois médecins à la soigner, chacun venant à son jour, cela marcherait peut être plus vite dans un sens ou dans l'autre? Evidemment que vouliez-vous qu'il fît contre trois.

Soyez Médecin des Hôpitaux, Lauréat de l'Académie de médecine, si, en quelques jours vous n'avez pas guéri un paysan de n'importe quelle maladie, vous n'êtes que le médecin des ânes. Et en cela, il a souvent raison ainsi que le prouve l'anecdote suivante dont je garantis l'authenticité (le vrai bien souvent n'étant pas vraisemblable) :

« Une femme vient me voir pour des pertes blanches dont elle veut guérir parce que ça salit le linge et qu'il faut dépenser beaucoup de savon.

« En ma qualité de modeste médecin d'une bourgade, je tiens pharmacie et je délivre une bouteille d'eau phéniquée et un injecteur tout neuf du prix de 4 francs. (Elle me demande si je n'en ai pas un d'occasion pour le payer moins cher). Oh ! sainte antipepsie, quelle profanation !

« Sur sa demande, je lui explique le fonctionnement d'un appareil si compliqué : l'eau phéniquée et la pompe dans un plat, la canule au bon endroit, et en avant ;

« Je ne pouvais aller plus loin dans ma démonstration et joindre l'acte aux paroles. Le lendemain elle arrive en coup de vent :

— Oh ! Monsieur le Médecin, comme c'est mauvais ce que vous m'avez donné ! Ça m'a fait rendre tout ce que j'avais dans l'estomac.

— Comment, mauvais ? Est-ce que ça a du goût par cette ouverture ? Et cette fois mon geste dut être beau et expressif, car elle comprit. Mais je ne l'ai pas mis dans cette ouverture, j'ai mis le bout dans la bouche. — On ne peut pas être plus bête ! Telle fut ma réponse, peu galante, je l'avoue, et que je regrette d'autant plus que c'était l'intelligente épouse d'un intelligent conseiller municipal.

Que fût-il arrivé, si, au lieu de ce remède inoffensif, j'avais prescrit la liqueur de Van-Swieten ? J'étais déclaré l'empoisonneur d'une *femme du pays*, d'une mère de famille et ces bons paysans ne me l'auraient jamais pardonné. La famille de la victime me demandait cent mille francs de dommages, vu les précieuses qualités de la défunte, et pour plaire à l'opinion publique un aimable magistrat me poursuivait pour homicide par imprudence et inobservance des règlements.

Il aurait sans doute établi que j'avais négligé de coller sur la canule l'étiquette rouge : « Pour l'usage externe » et se serait contenté de solliciter en ma faveur quelques mois de prison.

J'avoue que depuis cette véridique aventure, j'ai beaucoup plus de considération pour les vétérinaires et que lorsque j'en rencontre un de ma connaissance, je ne crois pas déroger en l'appelant « Mon cher Confrère. »

Dialogue des Morts

Je venais de mourir. Comme un vulgaire client, j'avais succombé à la grippe infectieuse. Maintenant que mon esprit, errant à travers les espaces, a une parfaite vision du passé et du présent, je comprends qu'avec quelques précautions, j'aurais pu éviter cette funeste maladie et combien a été illusoire le traitement que mon confrère m'a prescrit. Je le vois en ce moment prononçant mon oraison funèbre d'une voix émue, mais d'un cœur joyeux, car il pense qu'il va hériter ma clientèle. Ce cher confrère avait bien pris ses précautions en déclarant que si j'en réchappais je serais sourd ou idiot et incapable d'exercer ma profession. Tout de même il a bien fait de mourir, pensent de nombreuses clientes, et si sa veuve me réclame ses honoraires, elle pourra se fouiller.

La rencontre de l'âme de Trousseau me détourne de ces tristes visions. Avec l'amabilité qui le caractérisait, il m'initie à ma nouvelle existence. « Maintenant nous ne connaissons que le passé et le présent, plus tard nous connaîtrons l'avenir. Lire la pensée des mortels, assister en spectateur curieux, mais désintéressé à la comédie humaine, connaître tous les secrets de la science que nous avons poursuivis en vain, telle est la récompense de ceux qui furent vertueux sur la terre. Cela ne vaut-il pas la contemplation sempiternelle du Père Eternel qu'on leur promettait ? Mais causons médecine. A présent que nous sommes doués de la compréhension supérieure, jetons un coup d'œil rétrospectif sur notre passé médical.

Vous, petit médecin de campagne, moi, prince de la science, père de la thérapeutique, ainsi qu'ils me gratifiaient, voyez quel piètre résultat nous avons obtenu. Nous tapions sur le malade avec un bâton, les yeux fermés ; parfois nous attrapions la maladie, mais, le plus souvent, le malade. Notre organisme est tellement fin et délicat que le médecin, avec sa brutale thérapeutique, ressemble à un horloger qui réparerait une montre avec des outils de serrurier. Plusieurs générations d'étudiants ont pâli sur mes cliniques, mais je peux bien vous avouer qu'elles étaient truquées ; mes cures étaient le fruit du hasard ou de la suggestion et je n'étais prophète qu'après coup. L'écureuil tournant toujours dans sa cage est le symbole de la médecine. Heureusement cette bonne « Natura médicatrix » veille toujours et le plus souvent fait les frais de la guérison. Grâce à elle l'Allopathie, l'Homœpathie, la Dosimétrie ont pu se croire en possession de la vérité médicale et s'excommunier mutuellement. La médecine sera longtemps encore, non une science, mais un art : l'art de borner les malades d'un espoir chimérique, la terre bénie des charlatans. Je le pansai, Dieu le guérit ; toute la médecine est là.

Quand je pense que quelques heures avant la mort de Gambetta, les cinq sommités médicales qui le soignaient avaient rédigé un bulletin destiné à la Presse dans lequel ils déclaraient que le malade allait mieux et marchait vers la guérison. Grâce à une heureuse négligence ce bulletin ne parut pas.

De mon temps le médecin était bien impuissant, mais convaincu. J'ai vu deux confrères ne pouvant se mettre d'accord sur la supériorité émolliente de la graine de lin ou de la mauve, arriver à s'invectiver. Aujourd'hui on discute encore le diagnostic, en artistes, et on est toujours d'accord sur le traitement établi avec un sourire d'augures. Fuster trouvait, il y a 60 ans, le meilleur traitement de la Tuberculose par la viande crue et l'alcool. Mais ce traitement était trop simple pour les modernes thérapeutes ; ils se laissent imposer des sérums et sucs de viande, affreuse cuisine de laboratoire. Que font-ils avec le gavage et le repos absolu ?

C'est l'engraissement des oies appliqué à l'espèce humaine. C'est l'auto-intoxication alimentaire élevée à la hauteur d'une méthode thérapeuthique. Et l'Opothérapie, n'est-ce pas la médecine des temps anciens si bafouée, remise à la mode sous un nom nouveau ? La nouvelle forme « Colloïdale » n'est que de l'Homœpathie démarquée. Hannemann nous a appris il y a fort longtemps que les triturations des médicaments déterminent un état électrique (on dit maintenant « radioactif ») qui centuple leur pouvoir.

Aujourd'hui, pour se faire un nom, pas besoin de vieillir dans les hôpitaux ou les laboratoires. Par l'intrigue ou un grand effort de mémoire, arrivez à une situation officielle quelconque. Alors ouvrez l'œil et pratiquez avec soin la cuisine médicale. Dès que vous trouvez dans les journaux étrangers la recette d'un plat nouveau, préparez et servez chaud à vos pensionnaires en laissant supposer, modestement, que vous en êtes l'Inventeur. Que si quelque jaloux vous conteste ce titre, il vous reste le mérite de l'avoir divulgué. Vous lisez, par exemple, dans l'*Écho des Alpines*, un travail très bien fait sur la fièvre de la Méditerranée, par le Dr Cantalou, un modeste médecin d'une bourgade. Qu'est-ce que ce jeune présomptueux qui dépourvu du moindre titre officiel veut se faire un nom ? Et vous lisez dans les journaux de la Capitale — Fièvre de la Méditerranée — Son étiologie, sa nature microbienne, son traitement. Leçon du professeur Tartempion recueillie par son chef de clinique.

Mais parfois le petit Cantalou regimbe, le melon ne veut pas être poire. Alors le pontife se fait bon prince et lui laisse un petit morceau de la tartine de beurre et on lit : « La fièvre de la Mé.... fut étudiée par le Dr Cantalou et surtout par notre maître éminent qui découvrit son microbe et fixa définitivement son traitement. » Ainsi procéda Ricard, le prototype de l'arriviste, l'esprit remplace le savoir ; tout son talent consiste à dire le contraire de ce qu'on disait et on le croit, jusqu'à preuve du contraire. Et Péan, le virtuose du bistouri : il opère toujours et quand même ; le soleil éclaire ses succès, la terre couvre ses revers. Brouardel, l'homme à tout faire, il signe les livres que lui fabriquent ses élèves : l'Alexandre Dumas de la Médecine. Qu'elle est trompeuse et mesquine vue d'ici ! Estimons-nous heureux de ne plus faire partie des mortels. Nous pouvons bien dire que le jour de notre mort a été le plus heureux de notre vie.

Un Transport Judiciaire

Au déclin d'une chaude journée du mois d'août, après une longue chevauchée, nous arrivons en vue d'Oundadja, village de la Grande Kabylie. Plusieurs indigènes se portent à notre rencontre, selon l'usage, pour nous offrir l'hospitalité. Voulez-vous coucher avec une jolie femme ou avec votre cheval, me dit à brûle-pourpoint le juge qui m'avait requis pour faire l'autopsie d'un indigène assassiné. Voyant ma surprise, il m'expliqua que les habitants de cette tribu pratiquaient mieux que l'hospitalité écossaise :

Chez le montagnard écossais
L'hospitalité se donne et ne se vend jamais

car ils offraient en même temps leur femme et leur fille. « Si vous n'étiez pas un nouveau débarqué, vous sauriez que dans ce curieux pays les femmes y sont belles et les maris complaisants. » Revenu de ma surprise, je lui déclarai que j'étais obligé de préférer la litière de mon cheval à la couche d'une belle Oundadjienne, car j'étais marié à une femme que j'aimais beaucoup.

J'avoue que je fus fort intrigué de trouver des mœurs si étranges chez des Kabyles d'une jalousie féroce habituellement. Aucune explication satisfaisante d'une telle anomalie ne pût m'être fournie par les Français ou indigènes que j'interrogeais. J'appris plus tard qu'une tribu du Sud algérien avait les mêmes mœurs. Je me rappellerai, pour en avoir largement profité quand j'étais médecin de la marine, que les indigènes de la Polynésie (Tahiti) pratiquaient le même genre d'hospitalité. De cette rare et curieuse similitude, on est en droit de conclure que ces tribus kabyles et polynésiennes ont une origine commune et descendent de l'Asie (ce qui ne fait aucun doute pour les Polynésiens). Il est tout de même étonnant que ces indigènes aient conservé des mœurs si opposées à celles de leurs voisins. Plusieurs femmes vinrent essayer leurs séductions, mais en vain. Une d'elles m'avoua même qu'elle avait habité la ville et que toutes les semaines un tebib (médecin), comme moi, venait la regarder avec une lunette (traduisez speculum). Il me semble que Joseph eût moins de mérite que moi, car il ne résista qu'à une seule Putiphar.

A mon réveil, je fus conduit à la tente où je devais pratiquer l'autopsie. Il s'agissait d'un brigand redouté qui avait trouvé la mort dans des circonstances dramatiques. Il avait pénétré la nuit sous une tente habitée par un indigène et sa femme. Il avait déjà sorti plusieurs objets, mais ayant eu l'audace de vouloir arracher un coffre à bijoux qui était fixé au montant de la tente par une chaîne en fer, le propriétaire s'éveilla et le tua net d'un coup de couteau qui lui trancha la carotide. C'était un superbe indigène aux formes sculpturales. Il s'était mis complètement nu afin de ne pouvoir être saisi et s'était enduit de graisse de hyène dont l'odeur effraie les chiens de garde si féroces.

L'instruction terminée, on procéda à l'inhumation du défunt. Le corps, placé sur un grossier brancard, fut transporté sur un monticule qui servait de cimetière.

Sa femme apparut, les cheveux en désordre, couverts de cendre, se déchirant la figure avec ses ongles et poussant des hurlements déchirants que répercutaient les hautes montagnes. *Vox apud Rhaman audita est : ploratus et ululatus multus : Rachel plorans filios et noluit consolari, quia non sunt.* Elle passa plusieurs fois sous le brancard, selon l'usage, puis d'un geste et d'une voix tragiques : « Toi, le plus fin voleur de la tribu, qui ne rentrais jamais sans me combler de bijoux volés, adieu ! Toi qui ne passais jamais un jour sans me faire éprouver les voluptés des houris du paradis, adieu ! ! Que ta dépouille repose en paix, car tu seras vengé ! Tu es plus heureux que le lâche qui t'a assassiné, car ta femme t'a été et te sera toujours fidèle. Que ton meurtrier soit maudit en lui et sa postérité ! Que les chiens lui dévorent les entrailles ! Que sa femme fornique avec son bourriquot, que ses filles peuplent le harem de Satan ! Toi tu vivras toujours dans mon cœur et dans le souvenir de toute la tribu dont tu faisais l'admiration par ton audace et ton courage ! Adieu !!!

Cette femme farouche, droite sur ce monticule entouré de hautes et sombres montagnes, en face de ce cadavre, telle la statue du désespoir, criant, hurlant sa douleur sauvage et sincère, tandis que le crépuscule recouvrait tout d'une sombre teinte, me produisit une émotion inoubliable. Je crus vivre une scène de l'antiquité.

J'ai retrouvé ces accents dans *Œdipe-Roi*, au Théâtre antique d'Orange, mais comme l'art est faible à côté de la nature, comme la fiction est pâle à côté de la réalité.

Histoire de Singe

Si on considère que le singe a tous les organes pareils aux nôtres, que seul de tous les animaux son humérus est percé d'une ouverture pour le passage du nerf cubital, comme chez l'homme ; qu'il est le seul susceptible de recevoir l'avarie ; que son fœtus, absolument pareil au fœtus humain, présente à l'extrémité de la colonne vertébrale la tâche bleue dite mongolique qu'ont les Chinois, Japonais, Nègres (sans doute parce qu'ils se rapprochent davantage de l'origine simiesque) on est obligé de conclure qu'il est le père de l'humanité. Pour avoir une preuve péremptoire, décisive, incontestable, il faudrait obtenir un produit résultant du croisement de ces deux espèces et je suis étonné que personne n'ait tenté cette expérience. L'heureux mortel qui réussira rendra un immense service à la science et son nom passera à la postérité. Ainsi parlait sir Hamilton, savant naturaliste d'Edimbourg, à sa digne et savante épouse qui s'intéressait à ses travaux scientifiques. Il eut l'éloquence persuasive et se mirent aussitôt en campagne pour mener à bonne fin leur entreprise Ce fut une débauche de conférences à travers l'Angleterre. Le problème purement scientifique au début, pris le caractère d'une question religieuse. A la sortie des réunions, les libéraux partisans de l'expédition en vinrent souvent aux mains avec les orthodoxes qui enétaient les adversaires résolus. La presse fit feu de toutes ses plumes et l'entreprise des époux Hamilton n'en marcha que mieux, les subsides arrivèrent de toutes parts.

Un an plus tard ils étaient campés au Gabon, avec leur fille et un secrétaire, pour tenter la grande expérience qui devait couvrir de gloire leur nom et la « Old England for ever » la vieille et immortelle Angleterre.

Trouver l'Anthropoïde adulte qui devait représenter un des facteurs de l'expérience ne fut pas chose facile. Pourtant, grâce à la Cavalerie de St-Georges, fournie généreusement par les partisans de la Grande Œuvre, qui fit de nombreuses charges, on finit par capturer un superbe orang-outang « ces roublards qui font la bête pour ne pas travailler » disent les nègres. D'une hauteur de 2 mètres, le poil foncé, les yeux brillants et intelligents, on le surnomma : Black. Le second facteur fut vite trouvé et on n'eut que l'embarras du choix pour acheter à vil prix une jeune et gentille esclave non déflorée (l'infibulation en faisant foi), tant il est vrai que les bêtes ont plus de valeur que les gens. On la nomma Agar, en considération de la fonction à laquelle on la destinait.

Malgré leur impatience les époux Hamilton décidèrent d'assurer le succès de l'expérience par une preparation sérieuse. Il fallait que les futurs époux apprissent à se connaître et a s'aimer. Agar fut chargée spécialement des soins à donner à Black ; une douce intimité commençait à s'établir entre eux et présageait que l'heure solennelle sonnerait bientôt à l'horloge de l amour, selon le cliché des romanciers.

Sir Hamilton entrant un jour à l'improviste dans leur appartement, eut la joie de s'apercevoir que la grande expérience se faisait sans son intervention, plus vite qu'il aurait cru ; mais qu'elle ne fut sa stupeur en constatant que Agar était remplacée par sa propre fille. Fou de colère, il tue Black d'un coup de revolver et roue sa fille de coups sans écouter ses protestations. Mais le fils d'Albion, calmé par ce sacrifice, retrouve vite son flegme britannique ; l'esprit du savant fait taire le cœur du père et il se console à la pensée que c'est sa fille qui aura la gloire de résoudre le grand problème et de passer à la postérité.

Neuf mois après elle accouchait d'un superbe garçon et son père, plein d'orgueil, s'empressait d'apprendre au monde entier le glorieux évènement, la preuve péremptoire et décisive que l'homme et le singe ne formaient qu'une seule espèce. Mais son triomphe ne fut pas de longue durée ; quelques jours après son secrétaire venait lui demander la main de sa fille pour légitimer la naissance de son fils. — Comment, votre fils ? Vous voulez dire le fils de Black ! — Détrompez-vous, cher maitre. Lorsque vous avez surpris Black dans une posture inconvenante, il ne faisait qu'esquisser le geste qu'il m'avait vu faire un instant auparavant et tandis que mon geste avait été suivi de l'action, le sien ne fut suivi que d'un coup de revolver.

Comprenant que sa glorieuse expérience était complètement manquée, que tout était à recommencer et qu'il allait être la risée du monde savant, une immense douleur s'empara de lui. Broyé, anéanti, le grand savant pleura. Mais se ressaisissant promptement — Hé bien ! puisque je suis trahi par les miens et que je ne peux compter sur personne, je ne compterai que sur moi-même. Je vais renouveler l'expérience en intervertissant l'ordre des facteurs, ce qui, comme on nous l'a appris au collège, ne changera rien au produit. Une guenon remplacera Agar et je remplacerai le malheureux Black que j'ai tué si injustement. — Nous vous souhaitons beaucoup de plaisir, dirent en chœur les futurs époux en échangeant un regard narquois. — Et moi donc ? Croyez-vous que je tolèrerai une pareille abomination ? s'écria Lady Hamilton. Et brisé par ce dernier coup si imprévu qui ruinait toutes ses espérances, sir Hamilton s'affala en proférant ce hideux blasphème qui aurait dû lui brûler les lèvres : Science, tu n'es qu'un nom !

Un Saint, Libre-Penseur

— Regarde bien le type qui s'avance, fouille-le avec des yeux de médecin, qui doivent être aussi aigus que ses bistouris, et tu me diras ce que tu en penses.

— Il me parut âgé de 60 ans environ, un jeune vieillard, mais déjà fortement courbé vers la terre, comme s'il était pressé d'aller la rejoindre. Un feutre gris, aux larges bords, très usagé, recouvrait une tête chenue. Ses yeux, d'un bleu clair, à impression vague, indécise, paraissaient regarder au dedans, lire sa pensée et faire abstraction du monde extérieur. Absence complète de caractère et de volonté, disait la physionomie. Une longue redingote marron, élimée, flottante, drapait le personnage. Ce doit être quelque érudit de l'Ecole des Chartres, bibliophile ou bibliomane, rat de bibliothèque ? — Tu n'y es pas, cherche ? — Alors quelque collectionneur de médailles, de timbres-postes ou de tessons de vases romains ? — Cherche encore ? — Alors quelque usurier ayant autant d'écus qu'un chien de puces, comme disent nos paysans ? — Décidément tu n'as pas la double vue et tu ferais un mauvais medium.

Ce type représente un vénérable confrère, mais d'une espèce perdue, antédiluvienne ; c'est un anachronisme vivant. Il continue la tradition des médecins que campaient les anciens romanciers, visitant les malades gratuitement et laissant discrètement la pièce blanche sur la cheminée. Fils d'un négociant ruiné, ayant sa mère à sa charge, il aurait dû ne songer qu'à réparer l'injustice du sort et, par son travail, lui créer une existence réconfortante. Par faiblesse de caractère et sentiments humanitaires exagérés, outrés, il n'a jamais réclamé un sou d'honoraires et vit dans un taudis, comme le plus misérable de ses clients. S'il était un croyant, ne considérant la vie terrestre que comme l'antichambre de la vie céleste, on comprendrait mieux son geste, mais il est un rationaliste, un sceptique. L'hérédité ou l'atavisme ont dû déposer en lui les ferments du mysticisme et la raison lui ayant fait perdre la foi de ses ancêtres il n'a pu satisfaire son instinct d'abnégation, qu'en le portant sur la religion nouvelle : l'Humanitarisme. Certains sont nés pour être des loups, d'autres des Terre-Neuve.

Deux siècles plus tôt il se fut confiné dans un cloître pour se livrer à la contemplation et à l'ascétisme. Il eut été un disciple enthousiaste des Phalanstériens, s'il eut vécu à leur époque. Aujourd'hui, il est ce qu'il doit être, un maniaque de la philantropie, un visionnaire de la Société future un utopiste. Certainement le public apprécie vivement son désintéressement dont il bénéficie et le couvre de fleurs. Pour engager tous les médecins à l'imiter, il lui fera de superbes funérailles et donnera son nom à quelque ruelle obscure. Et pourtant quels services rend-il à la Société ? Ses clients sont tous des petits bourgeois qui pourraient fort bien honorer leur médecin. Les indigents n'ont pas recours à lui, l'hôpital ou l'assistance médicale leur donnant gratuitement soins et médicaments. Il ne peut donc même pas revendiquer le titre de « Médecin des Pauvres » dont il est fier. Depuis 30 ans qu'il exerce ici, il a dû faire perdre trois cent mille francs d'honoraires à ses collègues qui ont bien le droit de réserver leur admiration. On a essayé de le marier, mais on n'a jamais pu lui trouver une partenaire qui consentit à partager son brouet spartiate : trop de vertus, pas assez de dentelles. Libéré des liens de la famille, il peut se consacrer entièrement à son sacerdoce.

Quelques années après cet entretien, un comité adressait une circulaire se terminant ainsi : « Il fut une manière de saint laïque. Il vécut et mourut pauvre. Toujours solitaire dans son logis plus que modeste, il vécut sans amours pour pouvoir se donner sans partage. Sa vie fut un holocauste quotidien et le monument, que la Ville lui élève sera comme une traite de reconnaissance populaire, souscrite sur des grabats et des berceaux et payée sur sa tombe ».

Et on voit son buste en bronze couronnant une stèle, orner un modeste carrefour de la Ville. Deux autres médecins partagent cet honneur. L'un, jouissant d'une grande fortune, fut le Mécène des Arts et légua sa collection de tableaux à la Ville. L'autre fut à sa tête durant de nombreuses années et administra très bien ses intérêts, sans négliger les siens, et acquit la reconnaissance universelle.

Jeunes médecins qui aspirez à l'honneur d'être statufiés, choisissez la manière qui vous convient le mieux. Je crois bien que vous ne choisirez pas la première.

> La parfaite raison fuit toute extrémité
> Et veut que l'on soit sage avec sobriété.

www.ingramcontent.com/pod-product-compliance
Lightning Source LLC
LaVergne TN
LVHW050505160826
845677LV00003B/955

* 9 7 8 2 3 2 9 6 5 5 4 9 9 *